# LE
# SECRET DE LA SANTE

## PROPRIÉTÉ
## DE M. L'ABBÉ ENJALRAN

*Curé de Sommart (Tarn)*

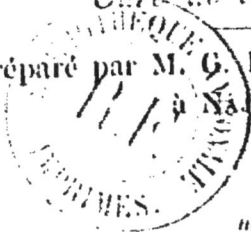

Préparé par M. G. BOUSSAGUET, Pharmacien
à Najac (Aveyron).

> *Non egent qui sani sunt medico, sed qui male habent.*
>
> « Ce sont les malades, non les personnes bien portantes, qui ont besoin de médecin »
>
> (Luc, v, 31.)

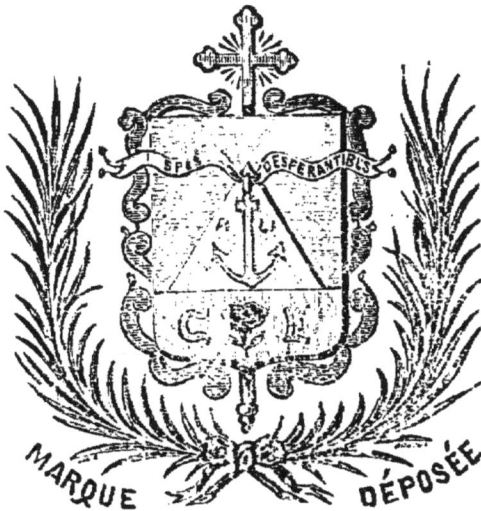

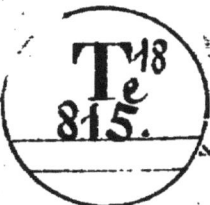

## ALBI
IMPRIMERIE HENRI AMALRIC

# LE SECRET DE LA SANTÉ

ou

## L'ART DE GUÉRIR DE TOUTES LES MALADIES DE L'ESTOMAC

### et de toutes celles qui en sont la conséquence

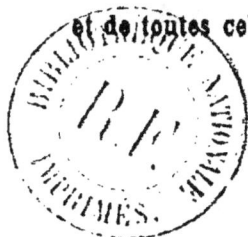

---

Notre préparation, agréable au goût, presque une liqueur, le meilleur tonique par sa merveilleuse activité, est le remède proprement dit, j'ose même dire le plus naturel, à toutes les maladies de l'estomac et conséquemment à toutes celles dont le germe est dans les vices du sang.

Son premier effet est de débarrasser de toute matière hétérogène et nuisible le mystérieux laboratoire de la digestion, et de produire dans tout l'appareil transformateur des aliments nutritifs, si savamment organisé par le Créateur, un résultat en tout semblable à celui du procédé dont se sert la ménagère habile pour rendre au linge défraîchi la première de ses qualités.

Dès l'instant où l'on commence à en faire usage, on éprouve *quasi subito* un bien-être très sensible, qui circule et se répand dans tout l'organisme, comme le principe d'une nouvelle vitalité.

Par son activité, il facilite singulièrement la digestion, réveille presque instantanément l'appétit, donne au système nerveux une agilité incomparable et relève les forces du corps comme par enchantement ; c'est, en un mot, l'un des meilleurs dépuratifs qui aient jamais paru. Aussi, la plupart de ceux qui en ont fait l'heureuse expérience n'ont-ils pu retenir ce cri d'admiration : « Il semble, quand on prend ce remède, que l'on boit la santé et la vie. »

Toutefois, malgré son excellence, il ne saurait guérir de toutes les maladies. Il n'est nuisible dans aucun cas ; mais il ne produit aucun effet dans les maladies aiguës, ni dans celles qui ont un caractère rhumatismal, goutteux, cancéreux, etc.

La formule suivante nous semble résumer et embrasser en même temps toute l'étendue des opérations de notre spécifique : **Il guérit de toutes les maladies chroniques qui se manifestent généralement par la faiblesse du sang et le manque d'appétit.** Voici cependant, pour plus de précision et de clarté, l'énumération des principales espèces de maladies, dont près de 1,500 personnes ont été guéries en prenant ce seul et unique remède :

1° L'hydropisie et le carreau ;
2° L'anémie, à tous ses degrés et sous toutes ses formes ;
3° Omnes mulierum et puellarum morbidæ perturbationes (quibus, in nullo casu, unquam remedium nocet) ;
4° Les vomissements (les fait cesser instantanément) ;
5° Les maux de tête et les étourdissements ;
6° Les maux d'entrailles et de vers ;
7° Les gastrites ;
8° Les gastralgies ;
9° Les maladies du cœur ;
10° La phtisie pulmonaire accidentelle, et dès le début ;
11° Le hoquet, à l'état grave ;
12° La pneumonie (fait vomir le sang vicié) ;
13° L'asthme ;
14° Le diabète ;
15° L'albuminerie ;
16° Les névralgies, provenant de la faiblesse du sang ;

17° L'idiotisme, accidentel ou provenant d'une maladie ;

18° La folie, du moins dès le début (trois ou quatre personnes en ont été radicalement guéries).

Nous avons constaté récemment qu'une personne souffrant d'une douleur très vive aux jambes a été parfaitement guérie par notre remède.

REMARQUE. — Notre spécifique est un excellent préservatif des maladies aiguës et des attaques de sang.

\*\*\*

La guérison de chacune des maladies ci-dessus désignées est, en général, le fait d'une expérience longue et constante. Depuis près de deux cents ans, notre médicament a guéri de l'hydropisie dans presque tous les cas ; depuis quinze ou seize ans, il a rendu la santé à plus de douze cents personnes atteintes chacune d'une ou de plusieurs des maladies ci-dessus spécifiées.

Il faut convenir, sans doute, que le nombre de cures obtenues jusqu'ici serait d'une médiocre importance, si notre remède avait été publié dans un pays d'une certaine étendue, comme, par exemple, dans un de nos départements. Loin d'en être ainsi, il n'est, au contraire, actuellement connu que dans un cercle assez restreint, dont le centre, Laguépie (Tarn-et-Garonne), forme le point de jonction de trois départements.

Jusqu'à ce jour, la connaissance de notre secret de guérir n'a rayonné autour de ce point qu'à quelques lieues à la ronde, n'a pu se propager qu'en cachette et n'a eu, pour gagner le large, d'autre véhicule que sa seule recommandation.

Notre trésor de santé n'est donc généralement accrédité aujourd'hui que dans les cantons de Cordes (Tarn), de Najac (Aveyron) et de Saint-Antonin (Tarn-et-Garonne). Mais il est particulièrement connu et apprécié dans les paroisses dont suit la nomenclature :

Sommart (population d'environ 400 âmes dont la majorité

peut, par sa propre expérience, rendre témoignage de son efficacité), — Najac, — Cordes, — Saint-Antonin, — Laguépie-Saint-Amans, — Laguépie-Saint-Martin avec Saint-Pierre de Marzens, — Saint-André, — Bétcille, — Lafouillade, — Montcils, — Mazerolles, — Parisot, — Verfeil, — Ginals, — Saint-Igne, — Carrandier, — Fénay-rols, — Arnac, — Saint-Grégoire, — Varen, — Saint-Vincent, — Lez, — le Riols, — Milhars, — Montroziers, — Saint-Michel de Vax, — Vaour, — Marnaves, — Tonnac, — Itzac, — Castelnau-de-Montmiral, — Loubers, — Vindrac, — les Cabannes, — Mouzieys-Panens, — Bournazel, — Campes, — Lacapelle-Ségalar, — Saint-Christophe, — le Ségur, — Carmaux, — Monestiés, — Saint-Benoît, — Blaye, — Labastide-Gabausse, — Taïx, — Virac, — Milhavet, — Lincarque, — Castelnau-de-Lévis, — Arthés, — Saint-Jean de Marcel, — Moularés, — la Cabanne, — Teillet, — Pampelonne, — Prunet, — Dèzes, — Bourgnounac, — Cazoul, — Mirandol.

Il commence à être connu à Albi, — Castres, — Gaillac, — Lavaur, — Lisle-d'Albi, — Massac, — Lautrec, — Toulouse. — Il a même fait quelques apparitions dans les départements de l'Aude, de l'Hérault et du Gard.

* *
*

Une circonstance très remarquable nous a fait choisir pour marque caractéristique de notre spécialité la formule suivante : *spes desperantibus*, l'espoir à ceux qui n'espèrent plus. Voici la raison de notre choix. *Règle générale :* les personnes qui ont eu confiance en notre médicament et nous l'ont demandé nous ont déclaré ingénûment, à la presque unanimité, qu'elles avaient préalablement épuisé toutes les ressources de l'art médical et des préparations pharmaceutiques, et qu'elles ne savaient plus à qui s'adresser pour se procurer un dernier espoir de guérison.

Maintes fois, un père, une mère, un fils, dans des cas désespérés, ayant connu trop tard notre spécifique, sont

venus nous dire tout éplorés : « Que n'avons-nous connu
plus tôt votre remède ! »

Mais voici une singularité qui paraîtra incroyable ; cependant, rien de plus réel, rien de plus vrai. Il y a, personne n'en doute, une multitude innombrable de maladies
de langueur dont les causes demeurent inconnues aux
hommes de l'art les plus habiles et, par suite, les traitements
qui pourraient les guérir.

Dans certaines localités où la superstition, cette lèpre
diabolique, est un terrible fléau pour la religion, on a fini
par croire que notre remède, parce qu'il est composé par
un prêtre, avait la puissance et la vertu de guérir les pré-
tendues victimes de la sorcellerie et du maléfice.

Grossière erreur. Notre préparation, de l'ordre purement
et simplement naturel, comme tous les remèdes, sans avoir
nullement la vertu des mystérieux médicaments que l'ar-
change Raphaël fit connaître au jeune Tobie, a guéri par
centaines de vrais malades, atteints par surcroît de cette
maladie imaginaire, au point d'être convaincus, à en perdre
la tête, qu'on leur avait, comme on dit, « jeté un sort ou
un mauvais coup d'œil ».

* *

L'exposé succinct que nous venons de faire est, foi de
prêtre, l'expression de toute notre sincérité, ou mieux, en
termes plus exacts, il n'est que le fidèle écho des nombreux
témoignages spontanément fournis par les personnes mêmes
à qui notre médicament a rendu la santé et la vie.

On connaît l'arbre à ses fruits. Le bon effet est souvent
la seule preuve, mais toujours la meilleure, de la bonté de
la cause. Dans l'espèce, il est permis d'affirmer que l'efficacité de notre remède a pour appui le meilleur des fonde-
ments : **la certitude de l'expérience.**

* *

Sollicité depuis longtemps par des personnes de toute
condition de faire paraître au grand jour un trésor aussi

2

précieux, nous avons hésité jusqu'à cette heure. Il nous a paru prudent d'attendre que son efficacité eût pris les devants et eût formé comme l'avant-garde de la publication.

Le moment nous paraît venu où il n'est plus permis de tarder à faire bénéficier l'humanité souffrante d'un trésor de santé qui, Dieu en soit loué ! opère de telles merveilles.

Guidé dans notre détermination par un motif de compassion et de bienveillante charité, nous nous proposons, avant tout, le soulagement, ou mieux encore le retour à la santé de tant de malheureux souffrants dont le sort est si à plaindre.

S'il nous en revient quelque profit, ce qui, dans notre pensée, est tout à fait secondaire, nous avons le dessein de l'employer en bonnes œuvres et pour la plus grande gloire de Dieu.

On sera tenté, nous le voyons venir, de nous taxer d'égoïsme et de nous faire quasi un crime de ne pas dévoiler au public le fond de notre secret. Nous répondons franchement et sans hésiter : la chose est impossible à tout point de vue. Impossible au point de vue de l'acquisition des matières premières, qui ne se trouvent que dans quelques localités, où elles sont même assez rares et à des distances très grandes les unes des autres ; impossible au point de vue de la préparation de ces mêmes matières, qui demande un soin minutieux, délicat et difficile ; impossible au point de vue de la préparation ultime de notre spécialité, qui consiste en une combinaison de divers végétaux déjà transformés et appliqués dans certaines proportions avec une rigueur et une précision mathématiques, à quelques grammes près.

Nous inclinons volontiers à croire que, après les explications que nous venons de donner, on nous pardonnera aisément la détermination que nous avons été obligé de prendre, savoir : le choix que nous avons fait d'un homme de l'art, très compétent dans l'espèce, à qui nous confions en toute sûreté la préparation de notre spécifique.

D'accord avec M. G. Boussaguet, pharmacien interne des hôpitaux à Najac (Aveyron), nous lui mettons entre les mains tout ce qui est requis pour la préparation de notre remède, dont il aura le dépôt général et le débit.

Cette préparation, faite par lui, sera identique à la nôtre et absolument la même. Nous en donnons une entière garantie.

C. ENJALRAN, *curé*.

━━━━━◦◦❈◦◦━━━━━

# PARTIE PRATIQUE
## destinée à accompagner chacun de nos envois

————

Un court préliminaire au mode d'emploi ne nous paraît pas être un hors-d'œuvre ni hors de propos. Il servira, croyons-nous, à en faire comprendre la portée.

On ne peut ignorer que l'intérieur de notre corps est souvent, par suite de mauvaises ou fausses digestions, embarrassé, obstrué par des matières délétères, c'est-à-dire nuisibles, qui forment comme une colle sur les parois du tube intestinal, ou s'accumulent dans l'estomac et s'y putréfient par un trop long séjour, gênent considérablement et paralysent parfois, du moins en partie, le fonctionnement du mystérieux mécanisme de l'appareil digestif.

L'économie de la bonne santé exige impérieusement l'expulsion immédiate de tous ces embarras gastriques.

Notre spécifique, en bon libérateur de la santé mise en échec, souvent compromise et menacée par ces dangereux parasites d'un nouveau genre, joue très bien, pour employer une expression qui rend bien notre pensée, au risque de provoquer le rire de quelqu'un, le rôle d'un habile ramoneur qui fait artistement son œuvre dans l'intérieur du corps humain ; ou, si l'on veut, pour parler encore plus clairement, comme nous l'avons déjà dit en termes moins techniques, il fait, à merveille, l'office d'une vraie mais agréable et douce lessive, qui lave, nettoie et purifie tous les passages et circuits de l'organisme opérateur de la digestion et emporte avec elle, dans son trajet, tout ce qu'elle a délogé formant comme les épaves et les miasmes d'un courant très malsain. Il fournit ainsi une voie presque nouvelle et toute rajeunie à la circulation des aliments, dont la substance nutritive, appelée chyle, sera désormais absorbée sans obstacle pour passer dans le sang, le purifier, le vivifier et le fortifier. Là est son premier et principal effet.

Voici maintenant la pratique :

Notre remède n'est jamais nuisible ; on peut donc le prendre n'importe à quelle heure du jour ou de la nuit ; on le prend régulièrement deux fois par jour.

Il ne produit pas un grand effet, si on le prend avant que la digestion soit terminée, ni si on mange de suite après l'avoir pris.

Moins il rencontre d'obstacles dans l'estomac, mieux il produit son bon effet.

En conséquence :

### Mode d'emploi

*On prend notre remède le matin à jeun et le soir trois heures après avoir mangé. On peut cependant manger après l'avoir pris, si l'appétit se fait sentir ; sinon, on attend environ trois heures.*

Le soir, il est préférable de le prendre en allant se coucher.

On peut le prendre, comme apéritif, pour faciliter les digestions laborieuses.

Les divers degrés des maladies dont nous promettons la guérison peuvent se réduire généralement à trois, par ordre de gravité. De là, trois catégories : *peu graves, graves* et *très graves.*

Les malades de la première catégorie (*peu graves*) ont encore un assez bon estomac et mangent à peu près quoi que ce soit, mais très souvent sans appétit.

Ceux de la douzième *(graves)* ne peuvent supporter qu'une nourriture légère et en assez petite quantité.

Ceux de la troisième *(très graves)* ne peuvent prendre que des liquides (bouillon, jus de viande, etc.) et à une très petite dose.

### Dose à prendre

1re catégorie : un verre à bordeaux.

2e catégorie : un quart de verre.

3e catégorie : une cuillerée à café ou à bouche.

La deuxième catégorie augmentera peu à peu sa dose et arrivera, s'il est possible, à un verre à bordeaux, ce qui veut dire un demi-verre ordinaire.

La troisième catégorie augmentera, elle aussi, peu à peu sa faible dose et arrivera, à la longue, si possible, à un demi-verre.

On ne peut donner de règle fixe pour les divers degrés de maladies. Les malades eux-mêmes, par leur propre expérience, proportionneront facilement la dose au degré de leur force.

La meilleure pratique est de prendre, en général, une dose peu forte dès le début, et un peu plus élevée quand on est sensiblement mieux.

Quelques personnes d'une robuste constitution, malades même depuis longtemps et privées d'appétit, ont pris, d'un seul coup, un verre de notre médicament et s'en sont très bien trouvées : c'est l'exception.

### Durée du traitement

Rarement, un litre de notre spécifique suffit à la guérison d'une personne vraiment malade.

Règle générale : deux litres sont nécessaires aux personnes dont la maladie est grave, sans être trop invétérée.

Assez souvent, dans le cas d'une maladie invétérée, même sans gravité, deux litres n'ont pas produit un bon effet sensible ; mais, presque sans exception, l'amélioration a commencé au troisième et a continué rapidement ou peu à peu jusqu'à la parfaite santé, comme on pourra s'en convaincre en parcourant les divers certificats de guérison relatés vers la fin de notre brochure.

Pour le cas des maladies très graves et invétérées, c'est l'affaire du temps, mais, pourvu qu'il n'y ait pas complication d'autres maladies incurables, on peut être sûr que, à la longue, l'usage de notre spécifique ramènera la santé.

## Exemple de guérison d'une maladie très grave

Un jeune homme de Laguépie, X..., âgé de 35 ans, était atteint d'une gastrite qui le tenait cloué au lit depuis trois mois. Son estomac était réduit à l'état d'inertie complète. Il ne pouvait plus rien digérer. S'il prenait seulement quelques gouttes de bouillon ou de jus de viande, il était du coup pris de vomissements. Sur le conseil de M. le curé de l'endroit, il consentit à prendre notre spécifique, à la dose d'une cuillerée à café. A l'instant, son estomac, réveillé comme d'un profond sommeil, reprit ses fonctions. Notre apéritif rouvrit la voie à la circulation des aliments nutritifs. Ce fut là le commencement de la guérison du pauvre malade et comme une nouvelle vie. Au bout de quarante jours, le patient n'eut plus besoin de notre remède. Trois mois après, il reprenait son état de ferblantier. Il était parfaitement guéri. De cela il y a neuf ans. Depuis, il n'a plus eu une heure de maladie.

### Tisane

Une tisane spéciale fait partie intégrante du traitement ci-dessus. Elle est un puissant auxiliaire du remède, et est presque toujours indispensable pour la prompte et parfaite guérison.

Nous expédions en paquets, sur demande, en même temps que le remède, divers végétaux avec lesquels doit se faire notre tisane.

On mettra chaque fois un seul paquet dans deux litres d'eau, qu'on fera bouillir continuellement, à petit feu, jusqu'à réduction de moitié, ou de quart, si, dans le premier cas, on la trouve forte. Lorsqu'elle est à point, il faut filtrer de suite. (Cette décoction produit une forte moussure, qui monte comme le lait bouillant.)

On prend cette tisane chaude ou froide, à volonté, toutes les fois que le besoin de boire se fait sentir (1) ; au repas, on

(1) REMARQUE : Chaude ou, du moins, tiède, elle est meilleure, et nous inclinons à croire qu'elle fait plus de bien.

fera bien d'en mêler au vin en place d'eau, surtout si l'on n'en boit pas le reste du temps.

Si l'on prenait longtemps de cette tisane, elle pourrait finir par provoquer la diarrhée. Il faudrait alors en aban-donner ou, du moins, en suspendre l'usage.

Avis. — *Ne jamais attendre que la maladie soit grave, avant de prendre notre remède, si l'on veut être sûr de guérir et n'avoir pas à le prendre longtemps.*

### L'Hydropisie

Elle est une maladie des plus terribles, soit au point de vue de ses progrès, qui, d'ordinaire, sont très rapides, soit au point de vue du dénouement, qui est presque toujours fatal.

Jusqu'ici, la science médicale n'a pu indiquer de remède proprement dit à l'effet d'en obtenir la guérison.

Notre spécifique, dû primitivement aux nombreuses recherches d'un docteur-médecin sur les propriétés de cer-tains végétaux, heureusement combinées par lui, il y a environ deux cents ans, a presque constamment guéri toutes les personnes atteintes d'hydropisie qui en ont fait usage.

Quatre choses sont rigoureusement nécessaires pour guérir de l'hydropisie : le *remède*, la *tisane*, le *régime* et le *traitement*.

#### 1° Le remède

Il est toujours le même, quoique ici le mode d'emploi soit différent.

#### 2° La tisane

On vient de lire la manière de la préparer. Mais ici il est de toute rigueur de la faire bouillir jusqu'à réduction de moitié. On la prendra autant que possible sans addition de sucre.

#### 3° Le régime

Le rôti, fait à la broche ou sur le gril, avec n'importe quelle viande, toujours selon le goût du malade, et le vin blanc, pur et naturel, de Gaillac, sont les seuls aliments, y compris le pain, bien entendu, dont pourra user l'hy-dropique pendant toute la durée du traitement. Il ne faut pas oublier qu'il faut du vin blanc au repas ; le rouge est défendu.

Dans le cas où la viande rebuterait le malade, on pourra faire rôtir au feu, sur des charbons ardents, de petites pommes de terre, que l'on mangera avec le rôti ou en place do rôti.

On ne pourra mêler au vin blanc, au repas, si on ne peut le boire pur, que la tisane prescrite ci-dessus, à l'exclusion absolue de tout autre liquide. On boira, entre repas, de cette tisane autant qu'il en faudra pour étancher la soif.

Toute espèce de bouillon ou potage est rigoureusement interdit, sauf le cas, bien entendu, où il serait impossible de s'en priver.

### 4° *Traitement*

Il doit durer ordinairement huit ou dix jours consécutifs. On prendra régulièrement notre remède dans les proportions et les conditions que nous avons ordonnées plus haut, à la dose, autant que possible, d'un demi-verre matin et soir. Mais, le soir, on fera mieux de le prendre en allant se coucher.

L'eau est un vrai poison pour les hydropiques : défense absolue d'en boire pendant qu'on suit le traitement. On doit même en éviter le contact jusqu'à la convalescence ; il faut aussi avoir soin de se tenir en garde contre l'humidité, les refroidissements et les fatigues.

L'hydropique sera certain de sa guérison, s'il prend notre remède tant que son estomac digère bien le rôti. Il serait même infiniment mieux qu'on le prît aussitôt que l'épanchement ou l'enflure commence à gagner soit les pieds, soit les jambes, soit le corps.

Si l'on suivait fidèlement nos conseils, pourvu que l'hydropisie ne fût pas compliquée d'une ou plusieurs autres maladies incurables, nous avons l'expérience pour oser l'affirmer, personne ne mourrait de cette maladie.

Cependant, on ne doit jamais perdre courage. Notre spécifique a guéri des personnes dont la maladie était très grave et d'autres qui, sans être dans un état désespéré, étaient malades depuis longtemps.

.˙.

## CONDITIONS

Au-dessous de cinq litres, les frais d'emballage et de port sont à la charge du destinataire.

A partir de cinq litres et au-dessus, nos expéditions sont faites franco d'emballage et de port jusqu'à la gare du destinataire.

Nos paquets pour tisane sont expédiés avec le remède et dans le même colis. (Avoir soin de bien désigner le nombre de paquets que l'on désire.) Au besoin, il en sera expédié, sur demande, par la poste.

Prix du remède, le litre, 6 fr.
Prix du paquet pour tisane, 0 fr. 75.
Le même, expédié par la poste, 0 fr. 85.

Les personnes atteintes d'hydropisie qui prendront notre remède ne doivent pas oublier qu'il leur faut du vin blanc pur et naturel de Gaillac, pour boire au repas.

Toutes les demandes doivent être adressées à M. G. BOUSSAGUET, pharmacien à Najac (Aveyron).

Prière d'écrire bien lisiblement l'adresse et ne pas oublier de désigner la gare où l'on désire que l'envoi soit adressé, ainsi que le bureau de poste qui la dessert.

Exiger sur les étiquettes de nos bouteilles notre marque de fabrique et les deux signatures :

Nous enverrons notre brochure à toute personne qui en fera la demande par lettre affranchie.

Jusqu'ici, nous n'avons donné en faveur de notre médicament que notre propre témoignage. Loin de nous la pensée de nous faire croire sur parole. Ce serait par trop naïf et on aurait raison de nous appliquer l'adage connu : « On n'est pas juge dans sa propre cause. » Malheur ! Nous ne sommes plus au temps où la parole d'un homme valait un acte écrit. Nous admettons donc sans répugnance, comme sans amertume, puisqu'il le faut, qu'on ne donne aucune créance à nos seules affirmations.

Volontiers maintenant nous garderons le silence ; nous donnerons la parole et nous passerons notre plume à des témoins désintéressés et plus autorisés que nous. Ces nouveaux venus, ravis de leur guérison, qu'ils avaient presque toujours désespéré d'obtenir, proclameront librement et de grand cœur le bien que notre remède a procuré à leur santé. Leurs affirmations seront, pour toute personne de bonne foi, la preuve admissible et la confirmation de tout ce que nous avons dit.

En nous permettant de faire imprimer leurs propres attestations, ils sont tout heureux, on le verra, de nous témoigner publiquement leur profonde reconnaissance et de pouvoir ainsi servir d'exemple et d'encouragement pour procurer à d'autres le même bonheur qu'ils ont eu eux-mêmes de recouvrer la santé, le plus précieux des biens de ce monde.

Nous pourrions produire autant de certificats que notre remède a opéré de guérisons, ce qui ferait un nombre de près de quinze cents. Mais nous ne pensons pas qu'il soit utile de le faire. Entre autres raisons qui nous en dispensent, nous avons celle de ne pas lasser la patience du lecteur. On l'a dit : « En tout, il faut savoir se borner. » Voici donc seulement un tout petit nombre d'attestations prises au hasard :

« Cordes (Tarn), le 26 décembre 1891.

« Je, soussigné, curé doyen de Cordes, déclare avoir fait usage, à plusieurs reprises, du spécifique de M. l'abbé Enjalran, curé de Sommart. Je suis très heureux de certifier, et je considère comme un devoir de faire connaître à tous mes confrères et amis, que ce remède a toujours fait un bien réel soit à moi personnellement, soit aux nombreuses personnes auxquelles je l'ai conseillé.

Je fais les vœux les plus sincères pour que ce médicament soit connu du public. J'ai l'intime conviction que notre vénéré et honorable confrère, s'il obtient, ce que j'espère, un brevet d'invention, aura rendu un vrai service à l'humanité souffrante.

« En foi de quoi :

« ASSIÉ, curé-doyen. »

« Bournazel, canton de Cordes (Tarn), 8 janvier 1891.

« Je, soussigné, déclare que le remède de M. le curé de Sommart a rendu, il y a quatre ans, la santé à mon épouse, qui était malade depuis 20 ans, au point que son estomac ne pouvait supporter aucune nourriture substantielle. Depuis, elle se porte bien.

« Je déclare, en outre, qu'étant moi-même, depuis quelque temps, privé d'appétit, obligé de vomir toutes les fois que j'avais pris quelque nourriture et sujet à de fréquents étourdissements, je viens de prendre le même remède que mon épouse. A peine avais-je commencé mon traitement, que je n'ai plus vomi, l'appétit est revenu et, après quinze jours de traitement, j'ai été délivré de mes étourdissements.

« Joseph CROS. »

« Puech-Mignon, canton de St-Antonin (Tarn-et-Garonne), 14 janvier 1891.

« Je, soussigné, certifie que mon épouse, effrayée de la mort presque subite de son père, tomba du coup dans un état de faiblesse générale qui la rendait incapable de faire un quart d'heure de marche, et qui lui enleva complètement l'appétit. Elle prit le remède de M. le curé de Sommart et s'en trouva si bien que, dans une douzaine de jours, elle eut recouvré toutes ses forces. De cela il y a quatre ans. Depuis, elle s'est aussi bien portée qu'avant d'être malade.

« Pierre-Casimir HIBERT. »

« Taïx, canton de Carmaux (Tarn), 17 janvier 1891.

« MONSIEUR LE CURÉ,

« Je n'ai trouvé de soulagement à mes maux de tête que par l'emploi de votre médicament.

« Dans un but humanitaire, je vous autorise à publier ma lettre.

« PRUNET. »

« Taïx, canton de Carmaux (Tarn), 17 janvier 1891.

« Je vous remercie, Monsieur le Curé, du remède que vous m'avez envoyé pour ma fille, qui était anémique depuis 10 ans par suite d'une frayeur. Elle avait pris inutilement plusieurs remèdes. Mais, aussitôt qu'elle eut pris le vôtre, elle se trouva mieux. Elle l'a pris une seconde fois, et a été complètement rétablie. Il y a de cela 14 ou 15 ans. Je vous autorise à publier ma lettre.

« DELMAS. »

C'est là le premier cas de guérison, obtenu par notre remède, dans une maladie autre que l'hydropisie.

« Albi, 8 janvier 1891.

« MONSIEUR LE CURÉ,

« Je déclare que, atteinte depuis de longues années du diabète, je me trouvais réduite à une grande faiblesse.

« J'ai pris, il y a cinq ans, une seule fois votre remède, qui m'a fait le plus grand bien.

« Je désire que votre remède soit connu du public. Je suis persuadée qu'il fera un très grand bien.

« Conséquemment, je me fais un devoir de joindre l'attestation suivante à la mienne : comme vous le savez, ma famille a procuré votre médicament à M. P..., ancien instituteur, actuellement en retraite à Albi. Il était atteint d'hydropisie. Votre spécifique l'a radicalement guéri.

« Veuve GRAVIER. »

« Cazoul, canton de Pampelonne (Tarn), 1er février 1891.

« MONSIEUR ET CHER CONFRÈRE,

« Je certifie que M. C..., de la paroisse de Blaye (canton de Carmaux), atteint d'une enflure des pieds aux genoux, et cela depuis longtemps, malgré les soins des médecins, fut radicalement guéri par le médicament que lui fournit M. l'abbé Enjalran.

« Je certifie, en outre, que M. F..., de Blaye, surpris par une enflure qui allait toujours croissant et lui gênait de plus en plus la respiration malgré les soins que lui donnait le docteur X..., se décida à prendre, sur mon conseil, le remède ci-dessus désigné, et que, dans huit jours, il reprit ses occupations ordinaires.

« En foi de ce double témoignage :

« LACOMBE, curé. »

« Marnaves, canton de Vaour (Tarn), 15 février 1891.

« Je, soussigné, garde-barrière de la ligne d'Orléans, certifie que mon épouse, il y a 6 ans, après une maladie de 56 jours, qui ne lui permit pas de quitter le lit un seul instant, devint hydropique dans l'espace de 15 jours ; qu'à ce moment, elle ne pouvait prendre aucune nourriture et se trouvait réduite à la dernière extrémité. Tous ceux qui la voyaient et moi le premier, n'avions

— 17 —

plus aucun espoir de guérison. Par le plus heureux des hasards, on me parla du remède de M. le curé de Sommart. Ce fut providentiel. De suite, je me le procurai et le lui fis prendre. Dans trois jours de traitement, son enflure eut entièrement disparu. Depuis, il y a 7 ans, elle s'est très bien portée.

« Un tel remède ne pourra jamais être assez connu ni assez apprécié. « LAGORSSE. »

« Lexos, canton de Saint-Antonin (Tarn-et-Garonne), 22 février 1891.

« Je, soussigné, épouse Pellet, garde-barrière de la ligne de Montauban, certifie que, atteinte d'hydropisie et réduite au désespoir par suite de l'état où je me trouvais (hæc gravida erat), je pris le remède de M. le curé de Sommart, qui m'a rétablie en parfaite santé, malgré la complication de ma maladie.

« Par reconnaissance et pour le bien de l'humanité, j'ajoute que le remède, auquel je dois pour ainsi dire deux fois la vie, la mienne d'abord, et puis celle de mon enfant, bien courte, il est vrai, mais suffisante pour la grâce du salut, ne pourra jamais avoir une assez grande publicité. « Épouse PELLET. »

« Lacapelle-Ségalar, canton de Cordes (Tarn), 24 février 1891.

« Je, soussigné, Pierre Tressol, cantonnier, déclare que j'avais, il y a cinq ans, une maladie causée par un refroidissement, qui se manifestait par des douleurs aux reins et à la poitrine, et par une grande faiblesse aux jambes. Je ne pouvais plus vaquer à mon travail. Je pris à cette époque le remède de M. le curé de Sommart, qui m'a guéri. Depuis, je me porte très bien. Il y a de cela huit ans. « Pierre TRESSOL.

« Vu, pour la légalisation de la signature ci-dessus :
« Le maire, NARBONNE. »

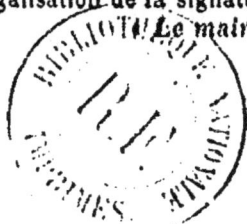

« Lacapelle-Ségalar, canton de Cordes (Tarn), 24 février 1891.

« Je, soussignée, Justine Tressol, déclare que j'avais une angine avec mal à la gorge, à l'estomac et aux côtés. Je mangeais toujours avec dégoût; et il m'était impossible de me livrer à aucune espèce d'occupation.

« J'avais consulté un bon nombre de médecins. Aucun n'avait pu me guérir. Enfin, j'essayai le remède de M. le curé de Sommart, qui m'a parfaitement guérie. « Justine TRESSOL.

« Vu, pour la légalisation de la signature ci-dessus :
« Le maire, NARBONNE. »

« Lacapelle-Ségalar, canton de Cordes (Tarn),
25 février 1891.

« Je, soussigné, Auguste Périère, maçon, avais un épuisement
et un grand mal d'estomac ; je ne pouvais ni manger, ni respirer,
ni travailler. Le remède de M. le curé de Sommart m'a remis en
santé. Depuis, j'ai bon appétit, je respire bien et je travaille plus
que jamais.

« PÉRIÈRE. »

« Caylusset, canton de Monestiés (Tarn), 28 février 1891.

« Je, soussigné, déclare que mon épouse tomba, il y a quelques
années, dans un état de faiblesse extrême, à tel point que je
n'avais plus espoir de la voir se relever. Elle prit, il y a trois ans,
le remède de M. le curé de Sommart. Ce remède lui a rendu la
santé.

« Je déclare encore que ma fille, Albine, eut, il y a quatre ans,
le hoquet, maladie stupéfiante, qui la torturait pendant un quart
d'heure, souvent demi-heure, à des intervalles très fréquents, la
nuit et le jour. Les mouvements convulsifs du diaphragme la faisaient sauter en l'air et le cri guttural qui accompagnait chacune
de ces secousses se faisait entendre à la distance de plus d'un
kilomètre. Je la fis voir à plusieurs médecins. Mais aucun ne put
la guérir. On me conseilla de lui faire prendre le remède de M.
le curé de Sommart. Elle le prit pendant un mois environ. A peine
eut-elle commencé à le prendre que le mal diminua de violence
et d'intensité, et, après un mois de traitement, il eut disparu tout
à fait. Il n'a pas reparu depuis.

« PÉZET. »

« Les Cabannes, canton de Cordes (Tarn), 26 février 1891.

« Je, soussigné, certifie à qui de droit que le spécifique préparé par M. l'abbé Enjalran, curé de Sommart, dont j'ai fait
usage plusieurs fois m'a fait un très grand bien comme dépuratif.

« L'abbé CROS, curé. »

« Najac (Aveyron), 22 février 1891.

« Je, soussigné, déclare que mon fils, âgé de 17 ans, était
tourmenté, il y a quatre ans, d'une maladie terrible. Il souffrait
depuis longtemps ; depuis quatre ans surtout, son corps était
littéralement rempli de mauvaises humeurs, ce qui le mit dans
un état pitoyable. Il désespérait. Par le plus heureux des hasards,
la Providence vint à notre secours : on nous dit que le remède
de M. le curé de Sommart pourrait le guérir. Je lui fis prendre
ce remède une première fois sans grand succès. Mais, sans me

décourager, je le lui fis prendre une seconde fois, pensant qu'un mal si grave devait être difficile à déraciner. Je ne me trompais pas. Cette fois, le remède produisit un effet merveilleux. Dans l'espace d'une douzaine de jours, la maladie eut complètement disparu et la santé fut parfaite. Grâces à Dieu, le jeune homme s'est admirablement bien porté depuis. Le remède qui a guéri mon fils ne pourra jamais être assez connu.

« GAUCHY. »

« Najac (Aveyron), 26 février 1891.

« MONSIEUR LE CURÉ,

« Je croirais être un ingrat impardonnable, si je ne venais vous remercier de vos précieuses préparations, qui nous ont rendu le bonheur d'autrefois, en guérissant ma femme des névroses aiguës dont elle souffrait depuis 13 mois. Plusieurs médecins des mieux entendus n'avaient pu la soulager. Au contraire, plus elle absorbait de médicaments, plus son état empirait. Sa maladie devint si terrible que tout le personnel de la maison en était consterné. Lorsque vos inestimables préparations lui ont été appliquées, dès les deux premiers jours, un revirement complet s'est opéré. Dans dix jours, la maladie a disparu comme par enchantement. Dans ce court espace de temps, mon épouse est revenue aussi bien portante qu'auparavant. Aussi, je n'ai jamais laissé passer une occasion, et n'en laisserai passer aucune à l'avenir sans recommander votre remède à ceux qui me paraîtront avoir des maladies de même nature que celle de mon épouse.

« Merci donc, mille fois merci ! Je ne sais comment vous témoigner ma reconnaissance.

« Je vous autorise à faire de ma lettre l'usage que bon vous semblera.

« Je suis prêt, comme tout le personnel de la maison, à soutenir ce que j'ai avancé devant n'importe qui, vu que le traitement suivi par notre chère malade a eu lieu dans la première quinzaine d'octobre 1891, il y a près de 29 mois, et que la maladie n'a pas reparu.

« François JOLFRE. »

« Planol de Nazac (Aveyron), 22 février 1891.

« Je soussigné, Louis Marty, frappé d'une congestion cérébrale lorsque je faisais mon service en Afrique, fus obligé de demander un congé, et je revins chez mes parents. De 1880 à 1889, j'ai souffert de la tête presque continuellement. Ma douleur augmentait notablement d'une année à l'autre. Il arriva un moment où il me semblait qu'on me piquait la tête avec des épingles. Je rêvais

continuellement ; je ne savais plus où j'étais et n'avais plus conscience de mes actes. On me conseilla alors, ce fut vraiment providentiel pour moi, d'essayer le remède de M. le curé de Sommart.
J'ai pris quatre litres de ce remède. Les deux premiers ne pro-
duisirent pas un grand effet, mais les deux derniers m'ont radicalement guéri.

« La reconnaissance et le désir de procurer à d'autres l'incomparable bonheur que j'ai eu moi-même, me font un devoir d'affirmer que le précieux remède qui m'a guéri ne pourra jamais avoir
une assez grande publicité.

« Louis MARTY.

« Pour légalisation de la signature de Louis Marty, ci-dessus
apposée :

« Le maire, MARTY. »

« Ratayrens, canton de Vaour (Tarn), 2 mars 1891.

« Je, soussigné, déclare que mon fils, âgé de 9 ans, tomba, il
y a quatre ans, dans un état de grande faiblesse. Depuis quelque
temps, il avait perdu presque complètement l'appétit, et il mai-
grissait à vue d'œil.

« Je lui fis prendre alors le remède de M. le curé de Sommart.
A peine en eut-il pris deux ou trois fois que l'appétit lui revint.
Son visage eut bientôt repris la fraîche couleur d'autrefois. Dans
quelques jours, sa santé ne laissait plus à désirer.

« J'ajoute que, peu de temps après, mon épouse tomba malade,
elle aussi. Depuis un certain temps, l'appétit lui manquait ; et
ses forces avaient sensiblement diminué. Sentant que sa maladie
s'aggravait d'un jour à l'autre, elle eut recours au même remède
qui avait si vite et si bien relevé la santé de son jeune fils. Dans
quelques jours de traitement, elle eut recouvré sa santé. La guérison du fils et de la mère fut d'autant plus rapide que leur maladie n'était ni grave ni invétérée.

« Je ne puis m'empêcher d'affirmer, par reconnaissance et pour
le bien public, qu'un remède d'une telle efficacité devrait être
connu de tout le monde.

« ESPESSET. »

« Vu, pour légalisation de la signature ci-dessus :

« Le maire, ROUMIGUIÈRE. »

« Sommart, canton de Cordes (Tarn), 12 mars 1891.

« Je, soussigné, déclare que le médicament préparé par M. le
curé de notre paroisse, que mon épouse a pris plusieurs fois, mais
en petites quantités, l'a toujours délivrée de ses oppressions d'estomac qui la suffoquaient et l'empêchaient de respirer.

« Je certifie, en outre, que ma jeune fille de trois ans, dont le corps avait été envahi entièrement depuis 15 jours par une enflure très développée, fut guérie, il y a cinq ans, de cette terrible maladie en prenant le même remède qui avait guéri mon épouse.

« J'affirme enfin que, il y a près de deux ans, je tombais moi-même dans un état de faiblesse tel, que je n'avais plus la force de me livrer à la moindre occupation. Impossible de rien faire : le moindre outil me tombait des mains. J'avais inutilement essayé de tous les toniques. Je me décidai alors à prendre le même remède qui avait guéri mon épouse et ma jeune fille. J'en pris six litres sans interruption, et une assez forte dose, matin et soir, presque un verre ordinaire chaque fois. Pendant que je prenais les deux premières bouteilles, le bon effet ne fut pas très sensible ; mais, dans la suite, je sentais mes forces revenir presque à vue d'œil, malgré le travail très pénible de la moisson que je faisais en même temps que je prenais mon remède. Depuis lors, je me sens plus fort et mieux portant qu'avant d'être malade.

« Je félicite M. le curé de l'heureuse idée qu'il a eue de publier son médicament. Ce précieux trésor de santé ne pourra jamais être apprécié à sa juste valeur.

« François ROUMIGUIÈRE.

« Vu, pour la légalisation de la signature ci-dessus :
« *Le maire de Laguépie-Saint-Martin*, MARTY. »

« Sommart, canton de Cordes (Tarn), 1 mars 1891.

« Je, soussigné, déclare et certifie que l'élixir préparé par M. l'abbé Enjalran, curé de Sommart, a produit de salutaires effets sur la personne de ma fille aînée, qui entrait en convalescence, après une longue fièvre typhoïde ; quelques doses ont suffi à ramener l'appétit et les forces, alors que les autres toniques employés restaient sans résultat.

« J'ai encore constaté l'efficacité du même remède pour migraines, épuisements, langueurs, etc., dont plusieurs membres de ma famille ont été successivement atteints.

« Une seule dose de ce médicament a enfin délivré ma plus jeune fille des vers qui, à différentes reprises, la faisaient horriblement souffrir.

« En foi de quoi :

« Je délivre le présent certificat à M. l'abbé Enjalran, avec l'autorisation de le livrer à la publicité, s'il le juge convenable.

« A JULIEN.

« Vu pour légalisation de la signature ci-dessus :
« *Le maire de la commune de Laguépie-Saint-Martin*,
« MARTY. »

« La Salvetat, canton de Najac (Aveyron),
16 décembre 1891.

« Je, soussigné, propriétaire à la Gasqui, déclare que je souffrais depuis plus d'un an, d'une douleur très vive à la jambe gauche, de la hanche au pied, avec cette circonstance fort singulière que mon mal se faisait sentir d'une façon régulièrement périodique depuis 10 heures du matin jusqu'à une heure après midi, et depuis 10 heures du soir jusqu'à une heure après minuit. L'idée me vint de prendre le remède de M. le curé de Sommart pour tenter la guérison de ma terrible douleur. Aussitôt que j'eus commencé le traitement, ma douleur ne fut plus périodique, mais elle se faisait sentir plus souvent dans le même jour. Toutefois, elle n'était pas aussi vive et diminuait peu à peu d'intensité d'une manière assez sensible. Au bout de trois mois, ma guérison fut parfaite. Depuis, je n'ai plus éprouvé la moindre douleur.

« Les autres médicaments que j'avais pris étaient demeurés tous inefficaces. Aussi on ne saurait trop apprécier et recommander le remède qui m'a guéri.

« Victor MIQUEL.

« Vu pour légalisation de la signature ci-dessus :

« Le maire de Najac, MARTY. »

### Guérison d'un docteur-médecin

Fixé depuis longtemps sur une très importante paroisse de l'arrondissement d'Albi, ce docteur prit, il y a environ 13 ans, notre remède pour se guérir d'un commencement d'hydropisie. M. le curé de l'endroit, à qui nous avions envoyé notre spécifique, s'en priva lui-même pour le lui céder. Quelques jours après, nous apprîmes de notre vénérable confrère que notre médicament avait guéri le docteur.

Persuadé que cet homme de l'art, sensible à la reconnaissance, la seule chose qu'il avait et qu'il a eu d'ailleurs à payer, tiendrait à honneur de figurer dans notre publication, nous lui avons demandé, par l'entremise de notre vénéré confrère, de nous délivrer un certificat de guérison. Voici la réponse que le docteur a faite à notre demande : « c'est vrai, la recette est bonne ; elle produit d'excellents effets. Toutefois, je ne puis pas en conscience donner un certificat, parce que je ne sais quels sont les éléments qui la composent. »

# AUTRE SECRET DE SANTÉ

Nous ne pouvons nous résigner à mettre fin à notre modeste travail (nous aurions du regret) sans porter à la connaissance du public un autre spécifique qui a bien sa valeur.

Cette recette appartient à l'un de nos meilleurs confrères et amis, qui ne tient pas à paraître lui-même et qui préfère garder l'anonyme.

Il nous a fallu presque lui faire violence pour le déterminer à joindre sa spécialité à notre publication. Nous avons pensé qu'il était dommage de laisser sous le boisseau et dans l'ombre un secret qui, dans son espèce, est aussi précieux que le nôtre.

En nous chargeant nous-même de révéler l'excellence de ce nouveau trésor, nous sommes sûr d'aller, encore une fois, mais de concert avec notre vénéré confrère, au secours d'une des branches des infirmités humaines.

Comme le nôtre, ce spécifique, quoique d'un effet moins étendu, produit déjà depuis longtemps constamment, sûrement et même infailliblement, dans presque tous les cas, les cures les plus merveilleuses. Nous en sommes nous-même le témoin. Nous en garantissons, comme nous l'avons fait pour le nôtre, l'heureuse efficacité.

Notre pharmacien de choix, M. G. Boussaguet, a bien voulu se charger encore de cette préparation, d'en avoir le dépôt général et le débit. Nous donnons de cette préparation, comme de la nôtre, une pleine et entière garantie.

Après la courte, mais bien méritée recommandation que nous venons de faire de ce nouveau médicament, il est temps de le nommer ou plutôt de le faire connaître par son effet : on connaît l'arbre à ses fruits.

Il guérit de la maladie connue sous le nom **d'inflammation des yeux**. Cette affection envahit la partie blanche de la cornée et surtout la cavité de l'œil ; le plus souvent, elle atteint les deux yeux à la fois ; elle se manifeste sous les paupières par une rougeur presque toujours très prononcée, et cause au malade des douleurs si poignantes qu'il lui semble avoir dans les yeux du feu et du gravier.

Pourvu que l'organe de la vue et ses alentours ne soient pas affectés en même temps par d'autres maladies, qui, d'ordinaire, sont la suite et la conséquence d'une inflammation négligée et conduisent nécessairement à la paralysie du nerf optique (alors, point de remède et perte de la vue inévitable), cette précieuse préparation produit toujours invariablement son heureux effet. Et, ce qu'il y a de plus surprenant, — c'est une très agréable surprise, — la parfaite guérison est l'affaire de trois ou quatre jours de traitement. Il n'est même pas rare qu'on éprouve un mieux sensible à la première application du remède.

Le spécifique est inoffensif dans tous les cas.

S'il est d'une infaillible efficacité contre l'inflammation des yeux, il peut être encore appliqué avec avantage contre plusieurs autres affections de l'organe de la vue. Nous le recommandons surtout aux personnes ayant subi l'opération de la cataracte ; si elles ont soin d'user une fois par jour de notre remède, elles éviteront le retour de cette affection, qui, d'ordinaire, reparaît, surtout chez les personnes d'un certain âge.

### MODE D'EMPLOI
*(Donné par l'auteur lui-même)*

Prendre un verre à liqueur, dans lequel on met quelques gouttes de notre spécifique. Appliquer le verre de façon à ce que l'œil se trouve dans la coupe et que le liquide ne puisse pas se répandre. En relevant la tête, tâcher d'humecter l'intérieur de l'organe affecté.

On peut encore se servir d'un linge humecté de notre eau et en faire couler une ou deux gouttes dans l'œil.

Éviter de se frotter les yeux après cette opération, surtout avec les doigts. L'application de notre remède peut se faire à n'importe quel moment. Il est cependant préférable d'en user en se couchant et au réveil. On ferait bien, si la douleur était trop aiguë, de laisser sur les yeux pendant la nuit, une compresse imbibée de notre liquide.

Le remède pour les yeux sera toujours expédié dans une boîte par la poste. — Prix : la fiole, 1 fr.

Albi, Imp. Henri Amalric, 14, rue de l'Hôtel-de-Ville. — 1896 —

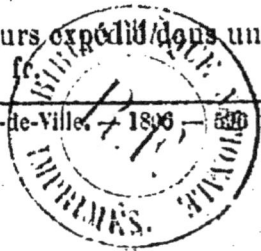

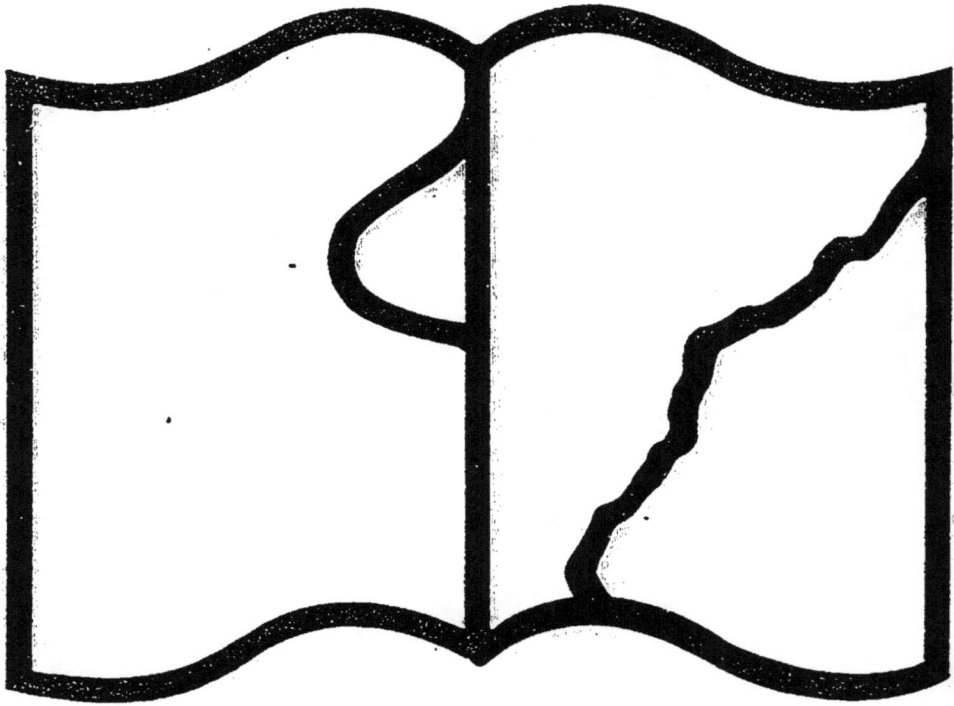

Texte détérioré — reliure défectueuse

**NF Z 43**-120-11

www.ingramcontent.com/pod-product-compliance
Lightning Source LLC
Chambersburg PA
CBHW060528200326
41520CB00017B/5171